这本书属于超级无敌可爱的小朋友 ————

图书在版编目（CIP）数据

啊！牙齿上有个洞 / 许雅君著 . —北京：化学工业
出版社，2022.4

（给孩子的食物魔法书）

ISBN 978-7-122-40753-5

Ⅰ . ①啊… Ⅱ . ①许… Ⅲ . ①营养卫生 – 儿童读物
Ⅳ . ① R153.2-49

中国版本图书馆 CIP 数据核字 (2022) 第 021345 号

责任编辑：杨晓璐　杨骏翼　　　　　　　内文绘图：钟钟插画工作室　江 悦

责任校对：宋 玮　　　　　　　　　　　　装帧设计：逗号张文化

出版发行：化学工业出版社 (北京市东城区青年湖南街 13 号 邮政编码 100011)

印　　装：北京瑞禾彩色印刷有限公司

889mm×1194mm 1/20 印张 1¾ 字数 8 千字 插页 1 2022 年 5 月北京第 1 版第 1 次印刷

购书咨询：010-64518888　　　　　　　　售后服务：010-64518899

网　　址：http://www.cip.com.cn

凡购买本书，如有缺损质量问题，本社销售中心负责调换。

定　　价：19.80 元

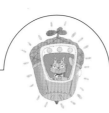

给孩子的食物魔法书

啊！牙齿上有个洞

北京大学教授 许雅君 / 著

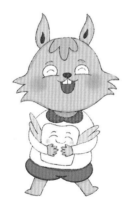

松鼠小精灵

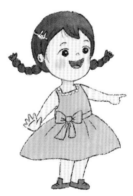

小美 （5岁）

· 北京 ·

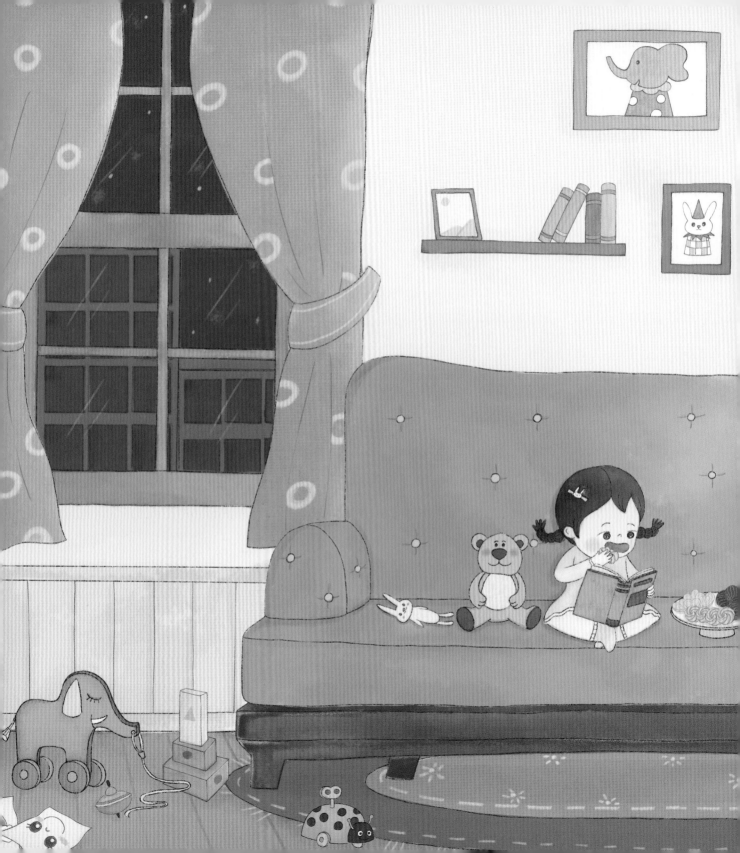

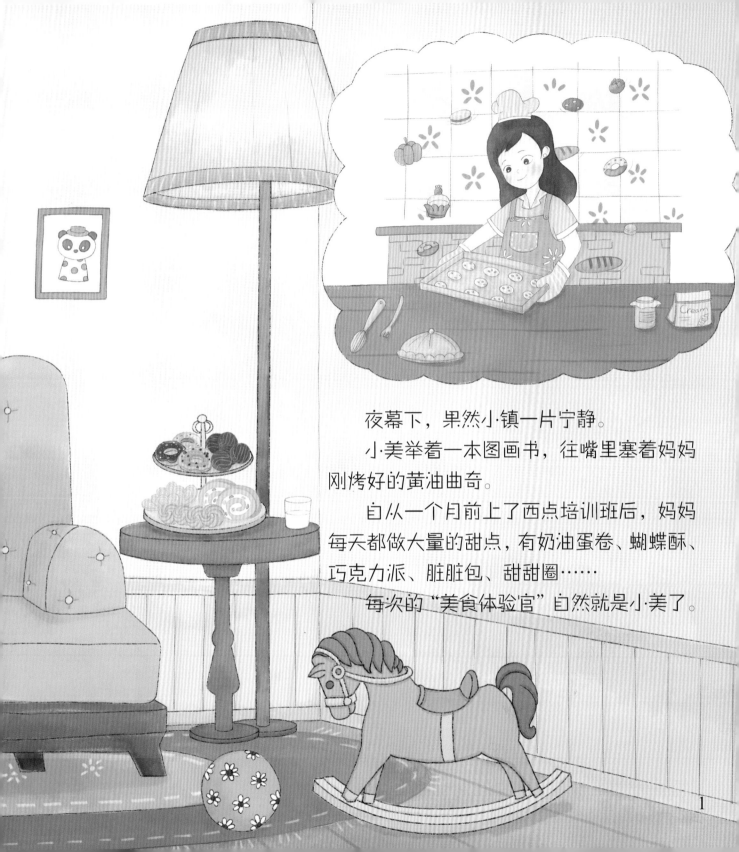

夜幕下，果然小镇一片宁静。

小美举着一本图画书，往嘴里塞着妈妈刚烤好的黄油曲奇。

自从一个月前上了西点培训班后，妈妈每天都做大量的甜点，有奶油蛋卷、蝴蝶酥、巧克力派、脏脏包、甜甜圈……

每次的"美食体验官"自然就是小美了。

吃完点心，小美就懒懒地去睡觉了。
　　睡梦中，她来到了一座点心城堡。整座城
堡都是各种甜点做的！

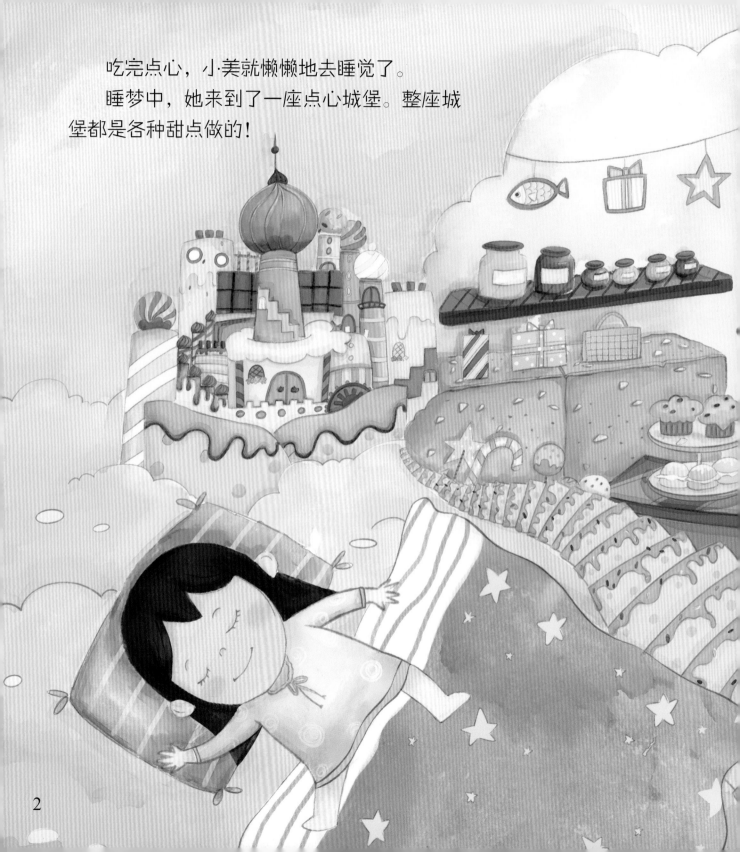

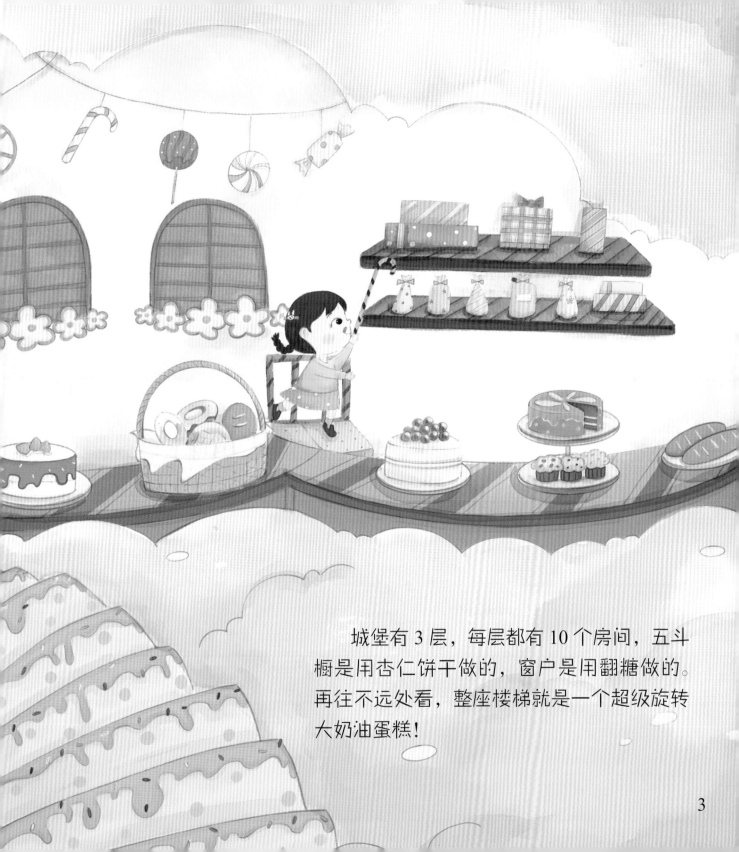

　　城堡有 3 层，每层都有 10 个房间，五斗橱是用杏仁饼干做的，窗户是用翻糖做的。再往不远处看，整座楼梯就是一个超级旋转大奶油蛋糕！

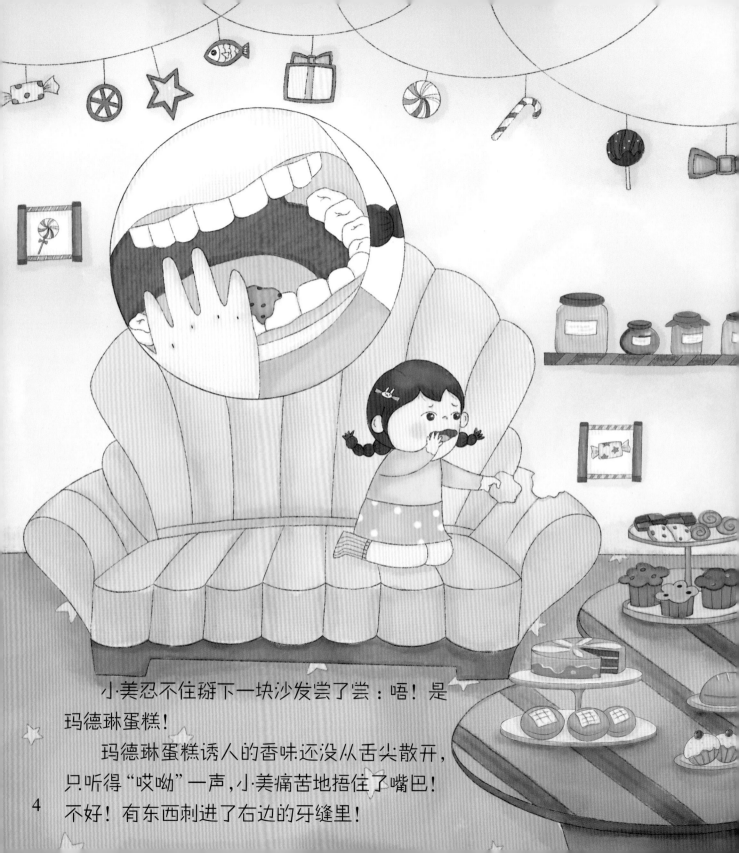

　　小美忍不住掰下一块沙发尝了尝：唔！是
玛德琳蛋糕！

　　玛德琳蛋糕诱人的香味还没从舌尖散开，
只听得"哎呦"一声，小美痛苦地捂住了嘴巴！
4　不好！有东西刺进了右边的牙缝里！

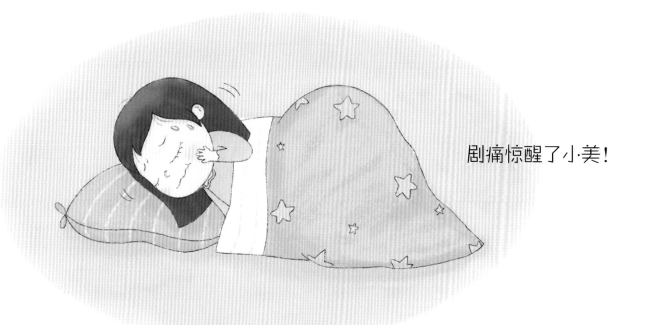

剧痛惊醒了小·美！

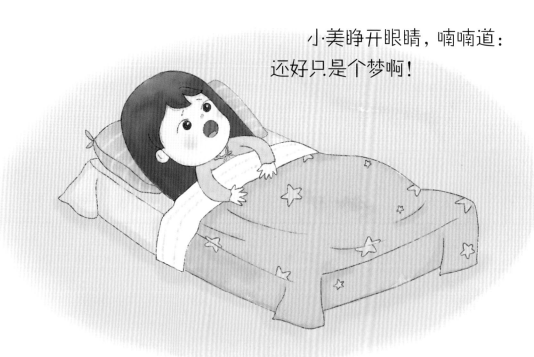

小·美睁开眼睛，喃喃道：
还好只是个梦啊！

5

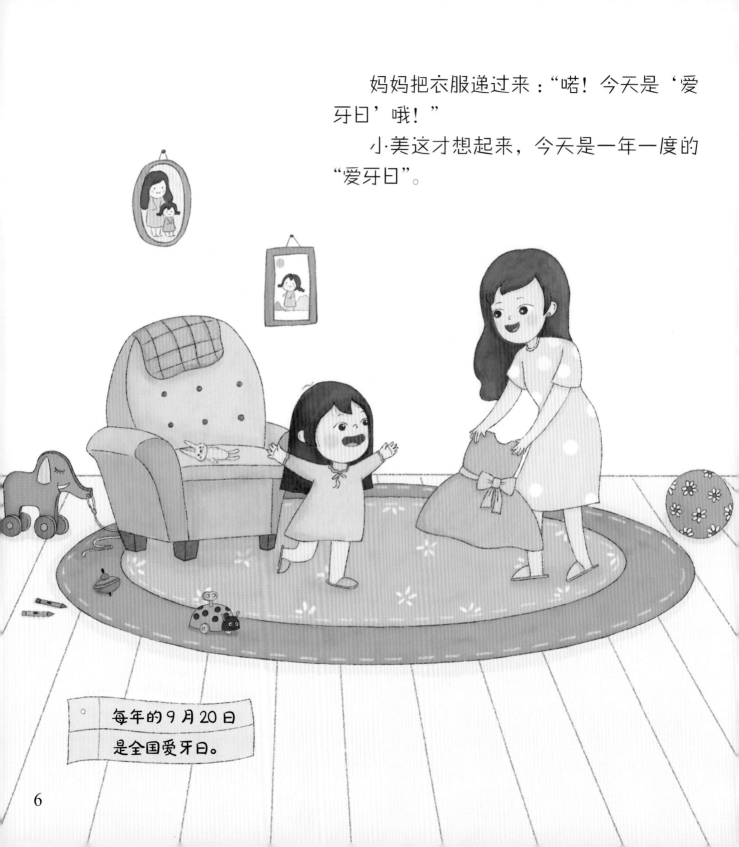

妈妈把衣服递过来："喏！今天是'爱牙日'哦！"

小·美这才想起来，今天是一年一度的"爱牙日"。

每年的 9 月 20 日是全国爱牙日。

6

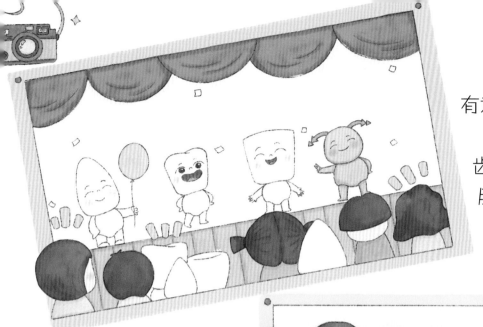

幼儿园的"爱牙日"可有意思啦!

可以看到有趣的"牙齿剧",牙医们还会给小朋友们检查牙齿!然后牙齿最健康的小朋友会被评选为"牙齿天使"!

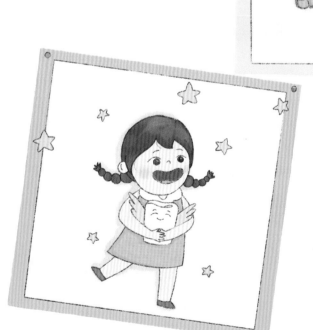

小美就是去年的"牙齿天使",还得到了牙齿模型的奖励呢!

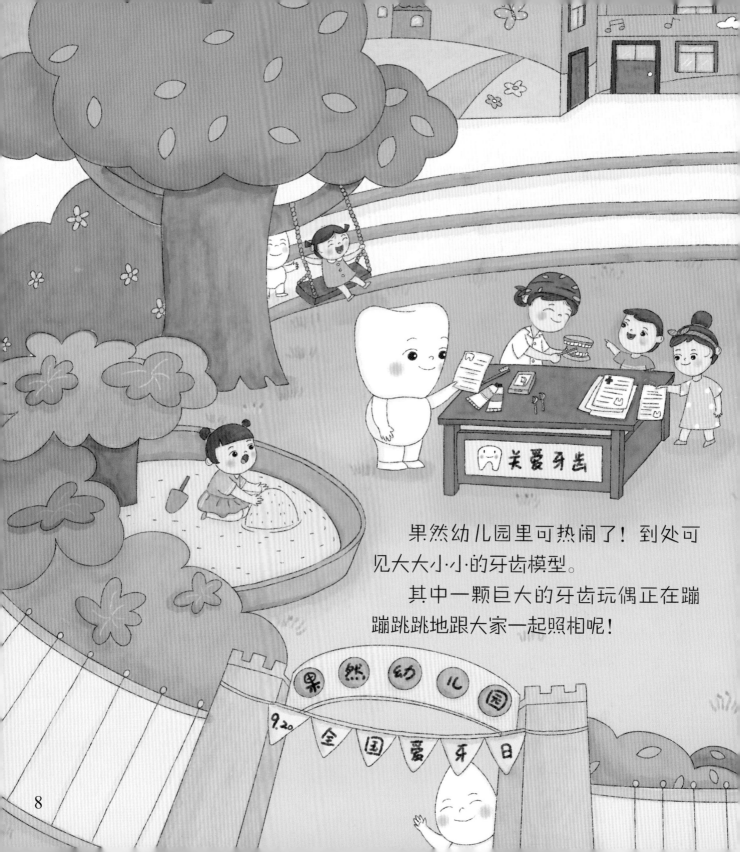

果然幼儿园里可热闹了！到处可见大大小小的牙齿模型。

其中一颗巨大的牙齿玩偶正在蹦蹦跳跳地跟大家一起照相呢！

关爱牙齿

果 然 幼 儿 园

9.20 全 国 爱 牙 日

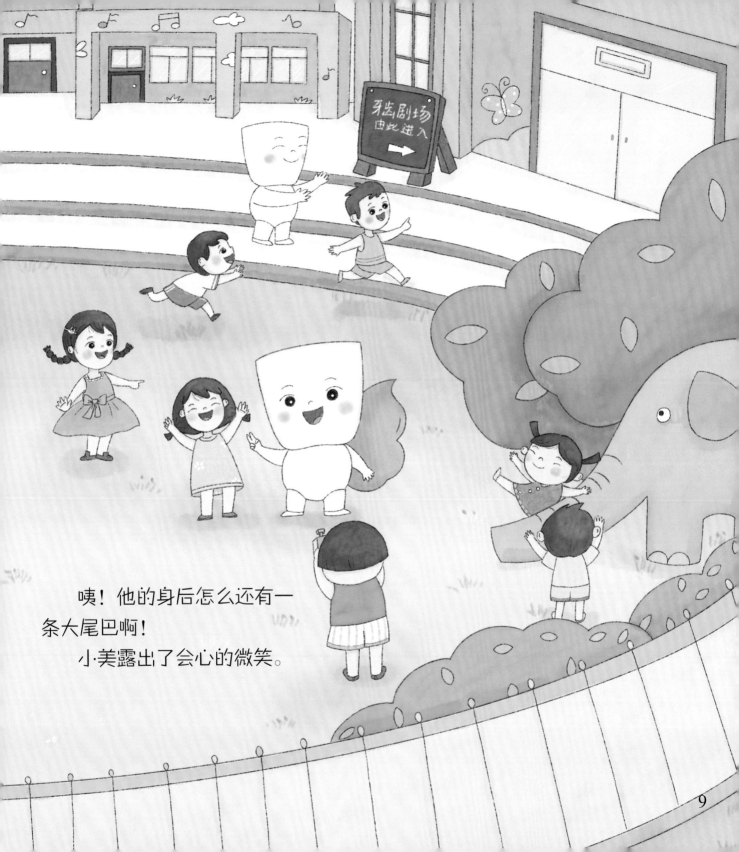

咦！他的身后怎么还有一
条大尾巴啊！
小·美露出了会心的微笑。

9

"牙齿剧" 开始啦！
三个大大的牙齿模型跳上了舞台。

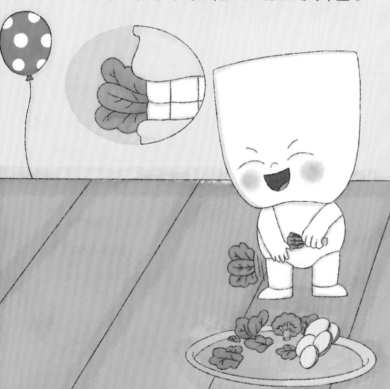

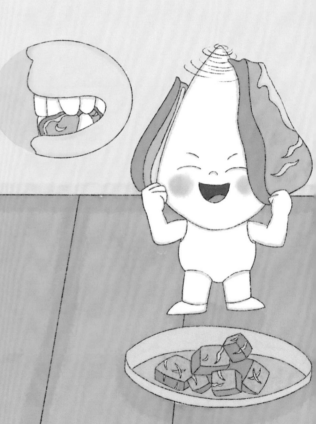

老大叫"切牙"，他的脑袋扁扁的，头顶尤其薄，咔嚓咔嚓，他能把大块的蔬菜切成小块。

快看！只要那么轻轻一下，芹菜、土豆、西蓝花，通通不在话下。

老二叫"尖牙"。他的脑袋尖尖的，只看他轻轻转一转脑袋，一大块牛肉就被撕扯下来啦。

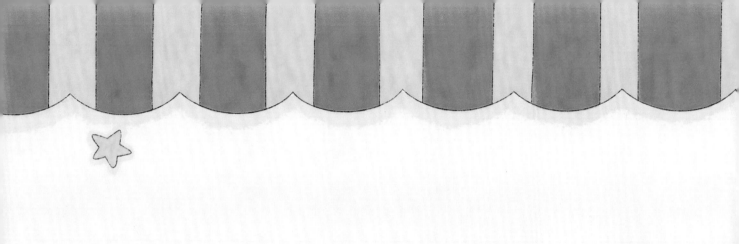

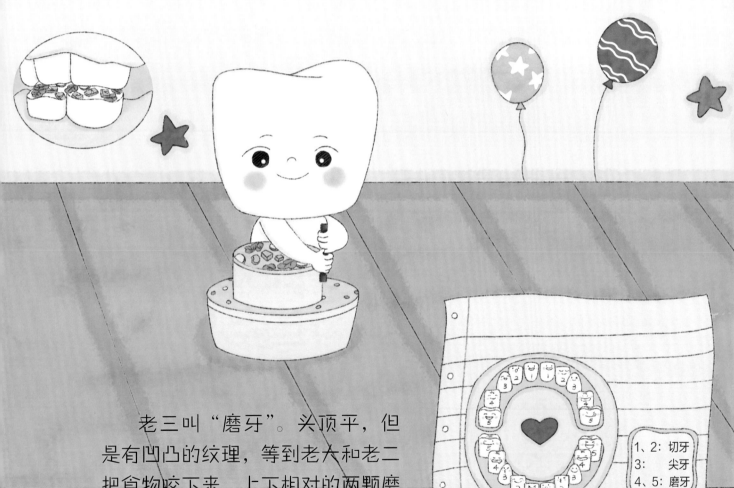

　　老三叫"磨牙"。头顶平，但是有凹凸的纹理，等到老大和老二把食物咬下来，上下相对的两颗磨牙就像一台磨盘一样来回摩擦，直到把所有食物碾得粉碎。

1、2: 切牙
3:　　尖牙
4、5: 磨牙

三兄弟井然有序地工作着。

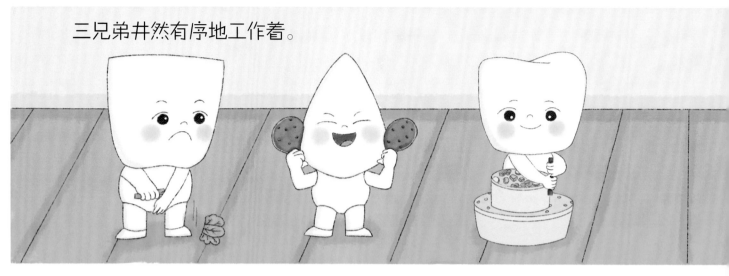

"不好！是酸水！"还是老大"切牙"先反应过来。
他立马挡在了兄弟们面前。

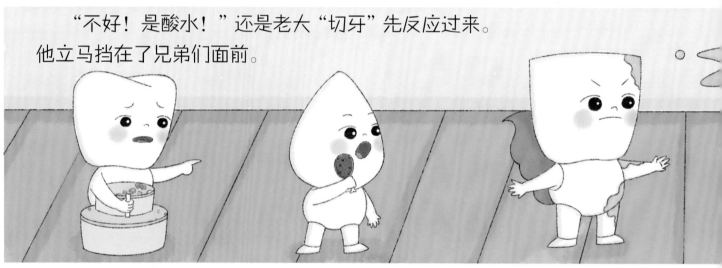

可是已经来不及了，"尖牙"还是被喷到了，他两
腿一软，就坐了下来。刚到嘴边的小鸡腿是咬不动了。

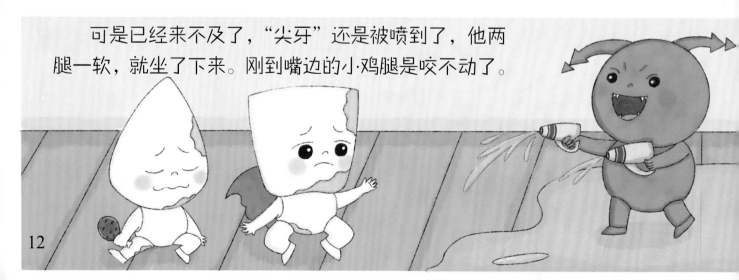

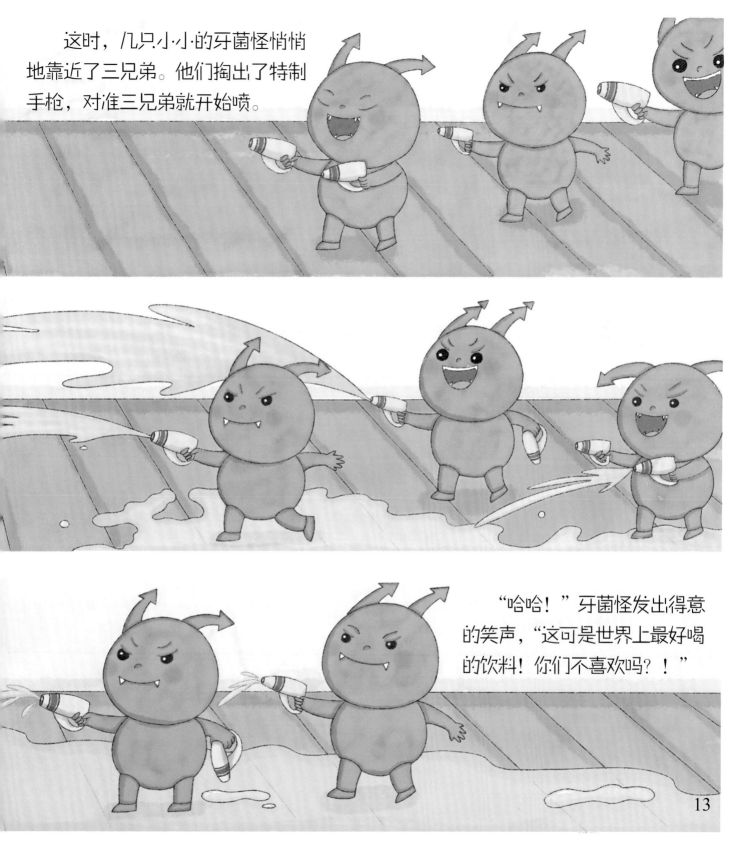

这时，几只小小的牙菌怪悄悄地靠近了三兄弟。他们掏出了特制手枪，对准三兄弟就开始喷。

"哈哈！"牙菌怪发出得意的笑声，"这可是世界上最好喝的饮料！你们不喜欢吗？！"

13

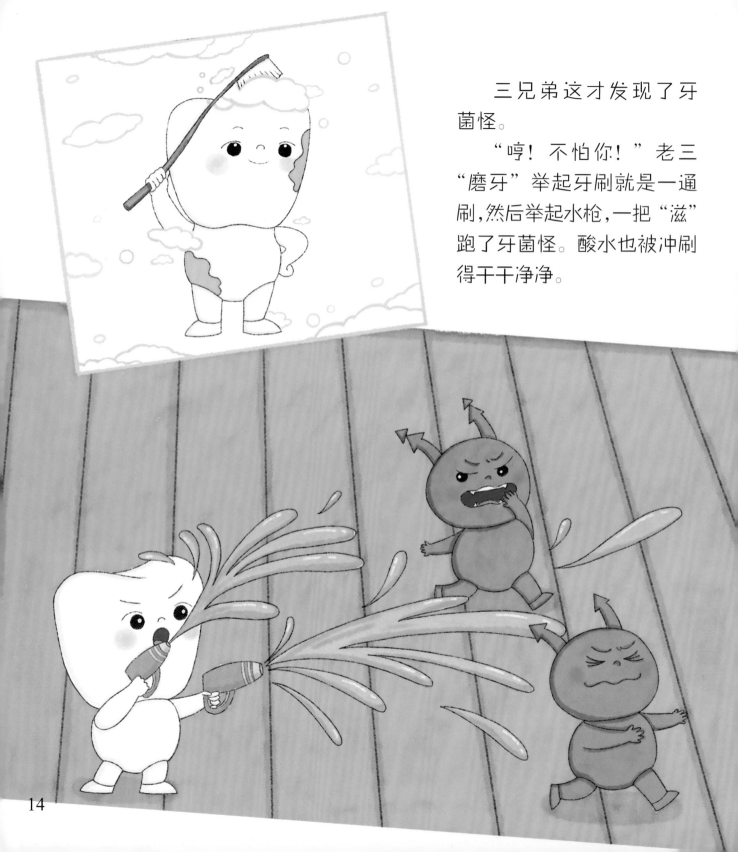

三兄弟这才发现了牙菌怪。

"哼！不怕你！"老三"磨牙"举起牙刷就是一通刷，然后举起水枪，一把"滋"跑了牙菌怪。酸水也被冲刷得干干净净。

14

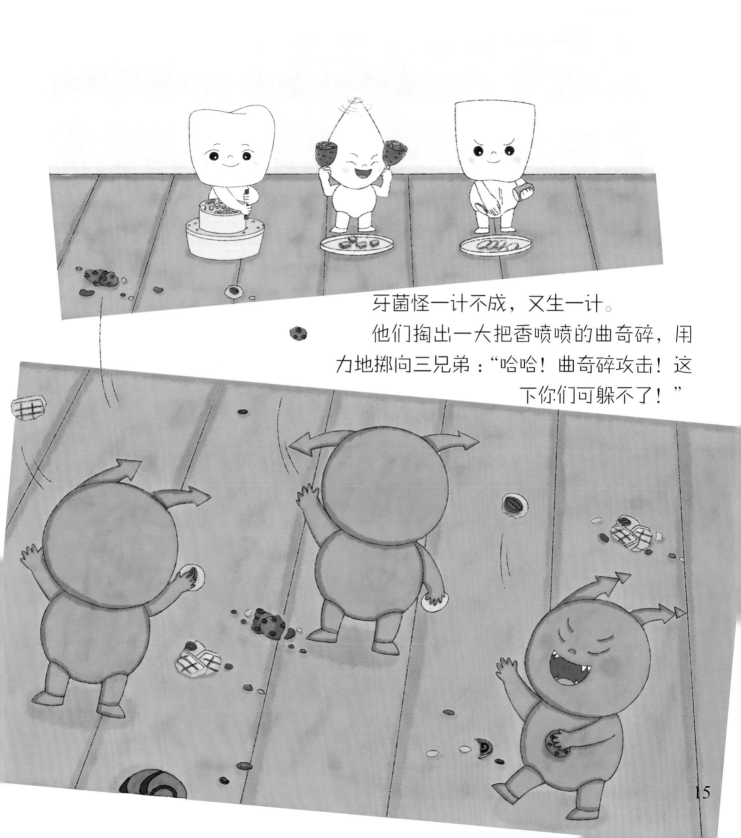

牙菌怪一计不成，又生一计。

他们掏出一大把香喷喷的曲奇碎，用力地掷向三兄弟："哈哈！曲奇碎攻击！这下你们可躲不了！"

15

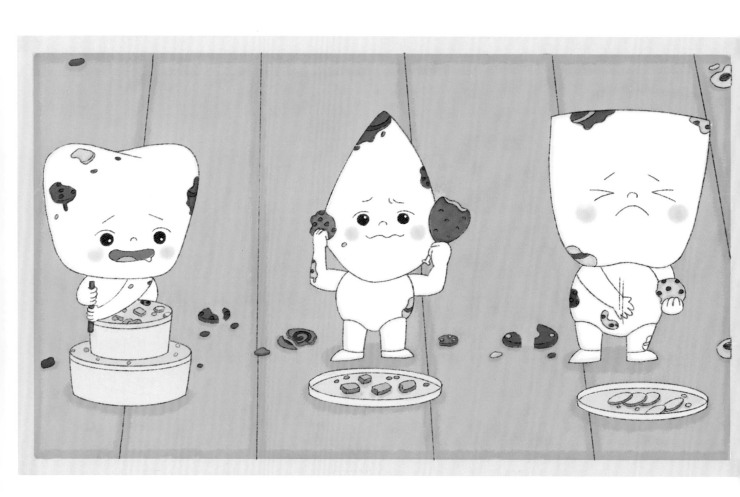

金黄色的曲奇碎混上了口水，变得又软
又黏，牢牢地粘在了三兄弟的身上，怎么也
甩不掉。

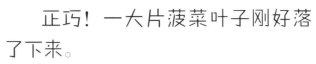

正巧！一大片菠菜叶子刚好落了下来。

大叶子缠住了磨牙，越缠越紧。

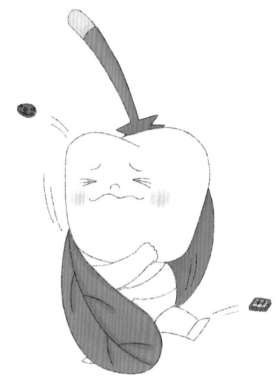

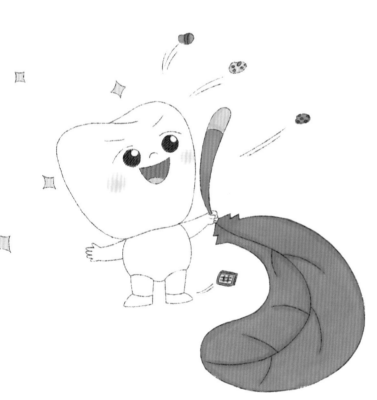

磨牙被缠得受不了，用力地一甩身！

叶子被甩飞出去了！

连带着刚刚被沾上了的曲奇碎也被带走了！

17

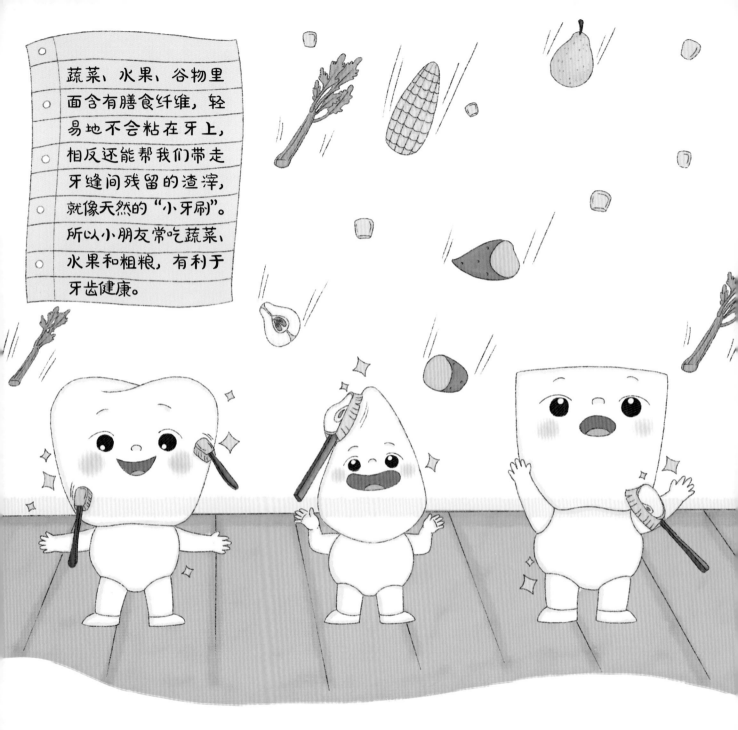

蔬菜、水果、谷物里面含有膳食纤维，轻易地不会粘在牙上，相反还能帮我们带走牙缝间残留的渣滓，就像天然的"小牙刷"。所以小朋友常吃蔬菜、水果和粗粮，有利于牙齿健康。

　　紧接着，玉米、番薯、芹菜、梨子也跟着落下来。这些粗粮和蔬果就像一把把小牙刷，把缠在三兄弟身上的曲奇碎扫得干干净净！

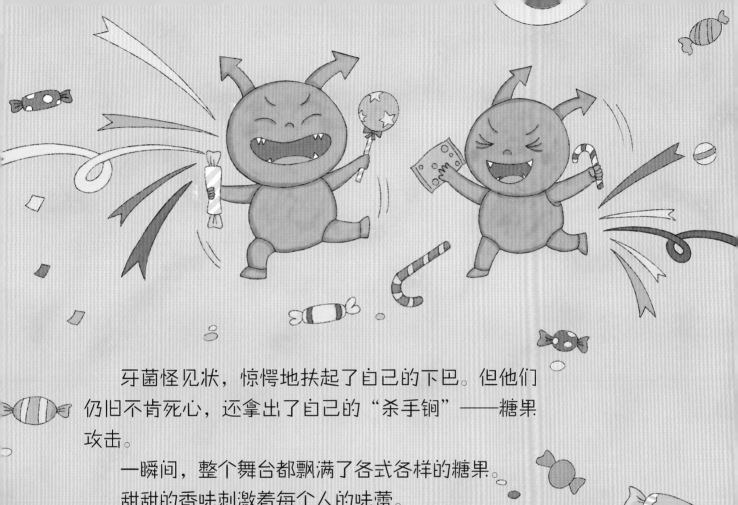

　　牙菌怪见状，惊愕地扶起了自己的下巴。但他们仍旧不肯死心，还拿出了自己的"杀手锏"——糖果攻击。

　　一瞬间，整个舞台都飘满了各式各样的糖果。甜甜的香味刺激着每个人的味蕾。

　　牙齿三兄弟也沉醉了。

　　他们每个人都尝了一小口。

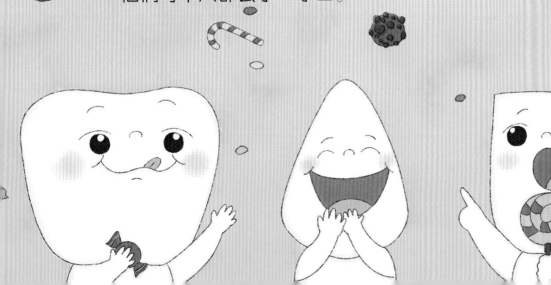

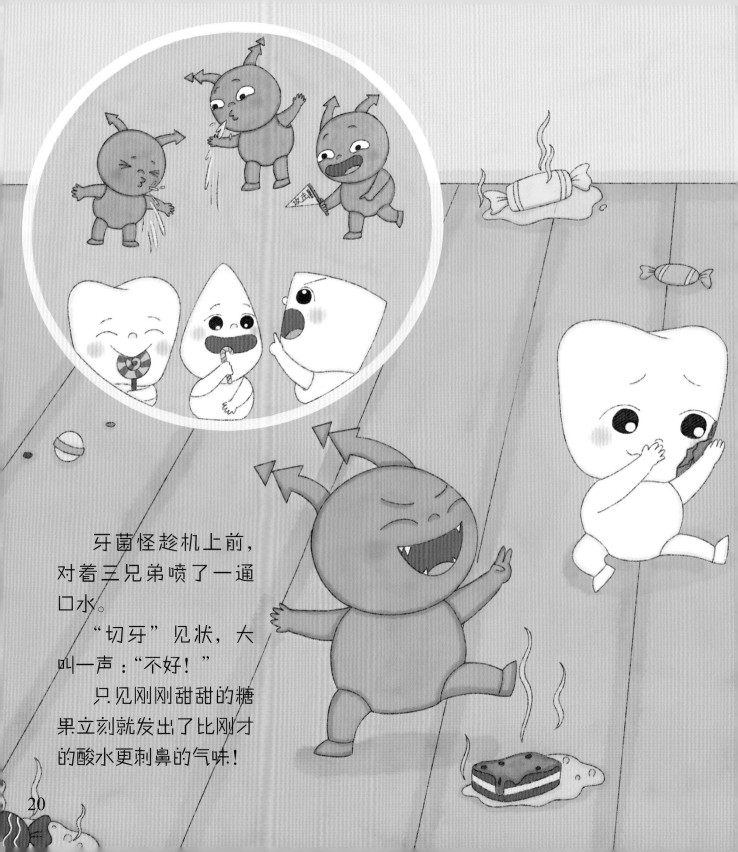

牙菌怪趁机上前，对着三兄弟喷了一通口水。

"切牙"见状，大叫一声："不好！"

只见刚刚甜甜的糖果立刻就发出了比刚才的酸水更刺鼻的气味！

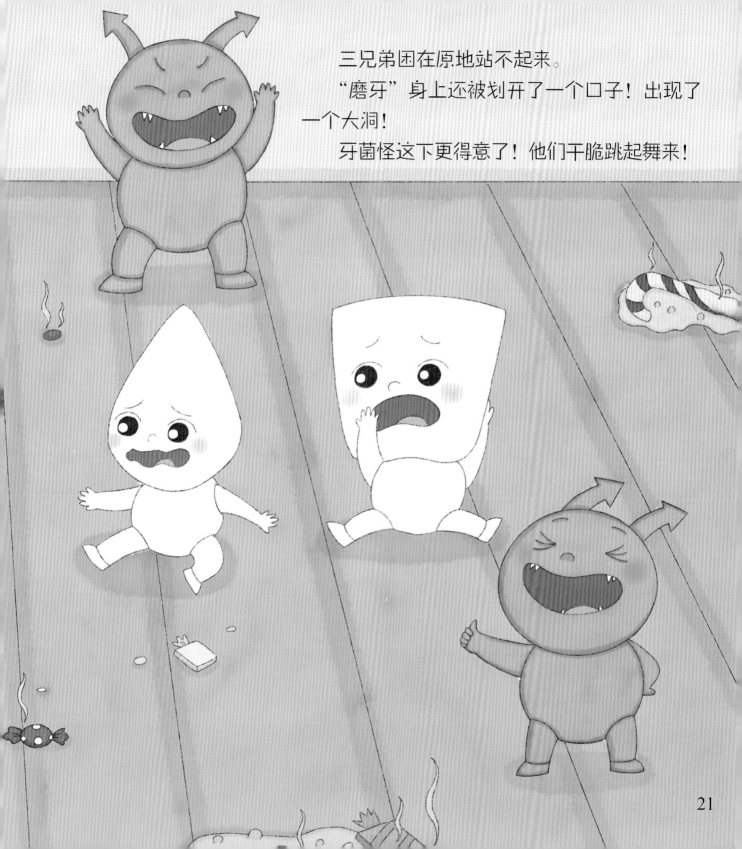

三兄弟困在原地站不起来。

"磨牙"身上还被划开了一个口子！出现了一个大洞！

牙菌怪这下更得意了！他们干脆跳起舞来！

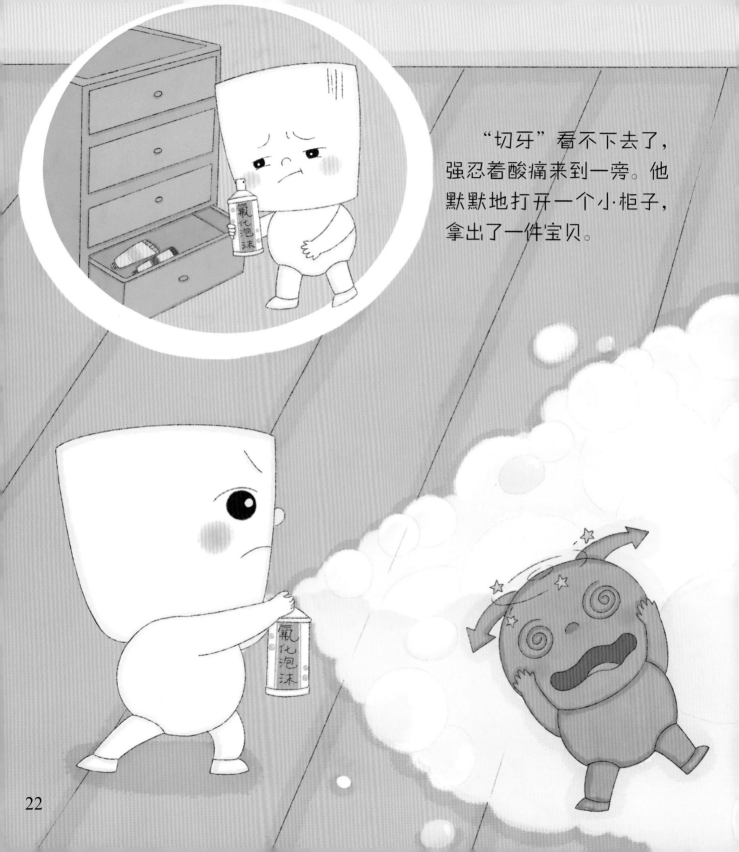

"切牙"看不下去了，强忍着酸痛来到一旁。他默默地打开一个小柜子，拿出了一件宝贝。

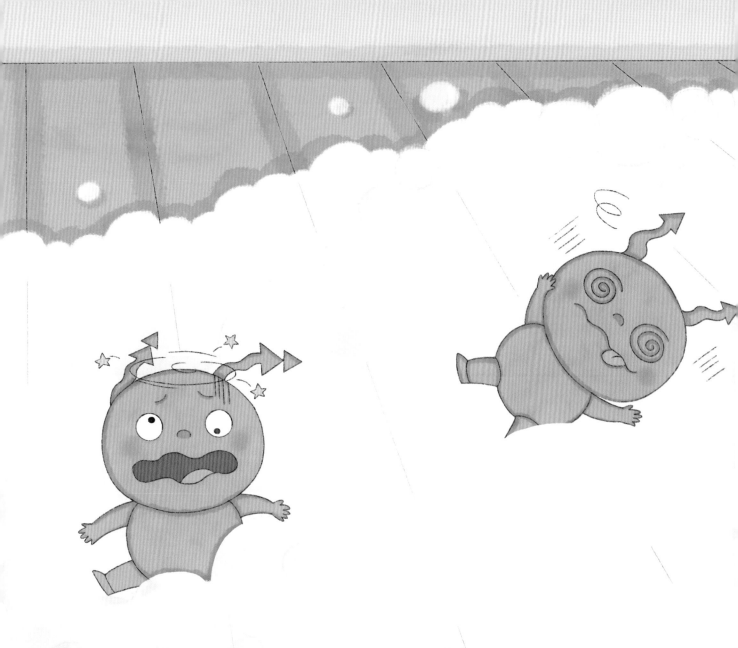

"氟化泡沫！"只听得切牙大喊一声，
用手里的宝贝对着牙菌怪就是一喷。
牙菌怪个个吓得面如土色，晕倒了！

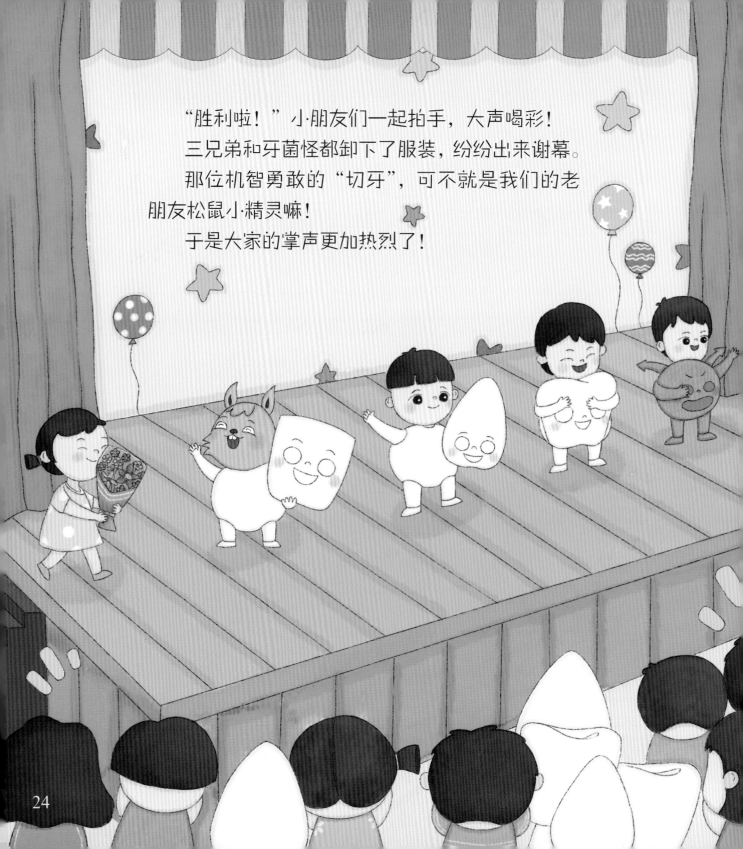

"胜利啦！"小朋友们一起拍手，大声喝彩！

三兄弟和牙菌怪都卸下了服装，纷纷出来谢幕。

那位机智勇敢的"切牙"，可不就是我们的老朋友松鼠小·精灵嘛！

于是大家的掌声更加热烈了！

接着，每个小·朋友都领到了一个小·牙托，牙医告诉大家，只需要对着小·牙托咬上两三分钟就结束啦！

小·牙托里装着的，就是刚才牙齿剧里的宝贝——氟化泡沫！

只要在牙齿的表面涂上"氟"，牙齿就不容易坏掉啦！

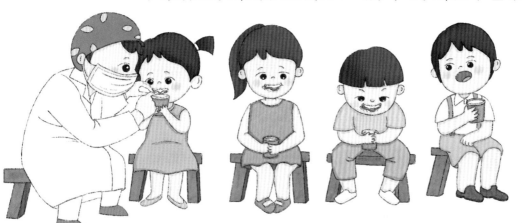

"爱牙日"就这样愉快地结束啦！

今年的牙齿天使颁给了我们的松鼠小·精灵。

他的牙齿真是又白又亮呢！

唯一的遗憾是：小·美的牙齿里检查出了一颗小·洞！

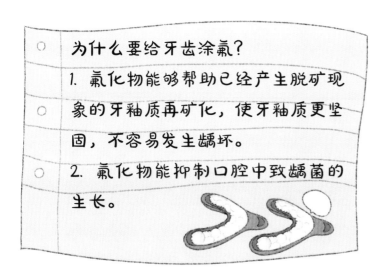

为什么要给牙齿涂氟？

1. 氟化物能够帮助已经产生脱矿现象的牙釉质再矿化，使牙釉质更坚固，不容易发生龋坏。

2. 氟化物能抑制口腔中致龋菌的生长。

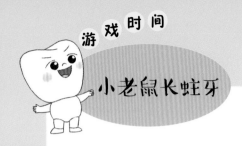

游戏时间

小老鼠长蛀牙

看看下面的图片，图片的顺序是打乱的，请你用贴纸按照故事发生的正确顺序贴好，然后讲给爸爸、妈妈、老师和小伙伴们听吧！

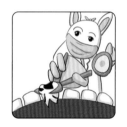
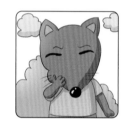

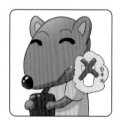
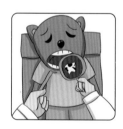
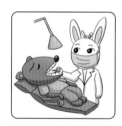

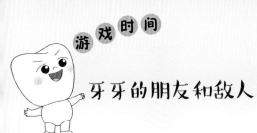

游戏时间

牙牙的朋友和敌人

看看下面的食物，哪些是对牙齿有益的食物？哪些是对牙齿有害的食物？把它们贴到相应的圆圈里吧。

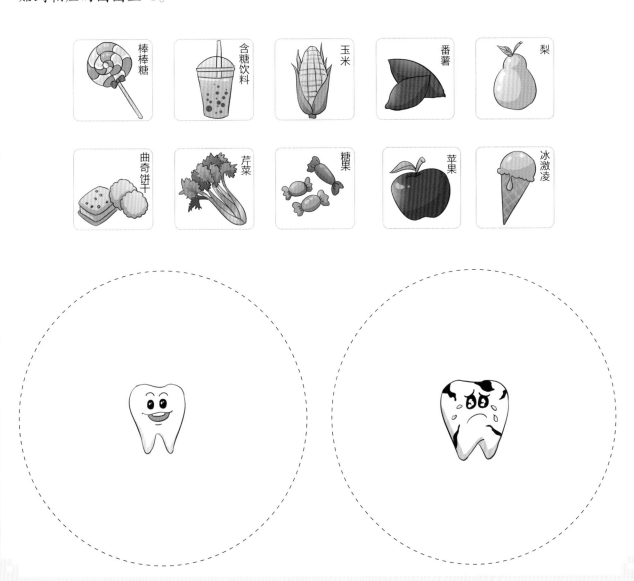

作者简介

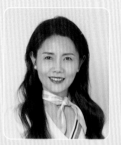

许雅君

北京大学营养与食品卫生学系教授、博士生导师
北京市健康科普专家
北京市青年教学名师

现任北京大学公共卫生学院副院长，中国营养学会妇幼营养分会常委，北京市营养学会副理事长，北京市预防医学会理事，北京健康教育协会慢性病管理专业委员会常务理事，北京市食品安全毒理学研究与评价重点实验室副主任等职。

主要研究领域为生命早期营养与健康发展、食物营养与儿童食育，热心儿童早期科学饮食习惯养成工作。近年作为课题负责人承担国家、省部级科研课题 10 余项，在国内外发表学术论文 150 余篇，获得科技成果奖 9 项，主编、参编教材和著作 20 余部，是国内外 9 部学术期刊编委和 20 余部学术期刊审稿人。

扫码享服务

★【看视频】北大教授给家长的饮食营养视频
★【寻妙招】定制个性化营养方案
★【听音频】营养知识潜移默化
★【点读书】有声伴读亲子互动
★【趣读书】耳熟能详趣味输出

—— 视频目录 ——

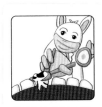
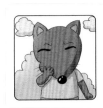

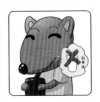
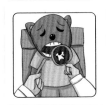